PEÇAS E PENSARIAS

DENISE MAZOCCO

ILUSTRAÇÕES DE BIANCA LANA

Editora InVerso

® 2020. Editora Inverso

R. Doutor Goulin, 1523 Alto da Glória
CEP 80040-280 Curitiba-PR
(41) 3254-1616 e (41) 3558-8001
editorainverso@editorainverso.com.br
www.editorainverso.com.br
Facebook.com/editorainverso
Instagram @editorainverso

COORDENAÇÃO EDITORIAL
Cristina Jones
Editora InVerso

REVISÃO
Carlos W. Jorge

ILUSTRAÇÃO
Bianca Lana

CAPA, PROJETO GRÁFICO, DIAGRAMAÇÃO E ARTE-FINAL
Adriane Baldini

DADOS INTERNACIONAIS DE CATALOGAÇÃO NA PUBLICAÇÃO (CIP)
Mona Youssef Hammoud – CRB/ 9ª 1393

M476p

MAZOCCO, Denise. **Peças e pensarias.**
Bianca Lana [Il.] Curitiba: InVerso, 2020
48 p. 18 x 24 cm – PTBR

ISBN: 978-65-86436-06-8

1. Literatura infantojuvenil. 2. Amizade. 3. Relações familiares.
4. Quebra-cabeça. I. Título

CDD:153.3

Literatura infantojuvenil: 150.2 Amizade: 028.5

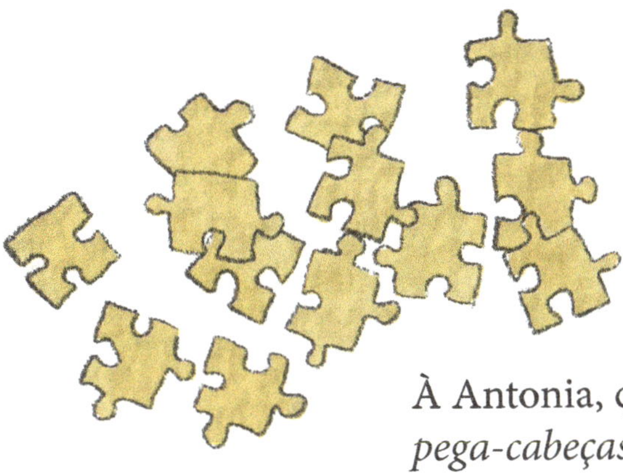

À Antonia, que montava
pega-cabeças.

PREFÁCIO

Oi!

A pessoa que escreveu este livro se chama Denise, que combina com "valise", que é uma maleta que guarda um monte de coisas pra gente viajar. Assim é a Denise. Ela chama um monte de gente pra perto dela e faz todo mundo viajar nas ideias. Mas pra gente ficar mais perto ainda, a gente inventou um apelido pra ela: Deni. Parece que, diminuindo o nome da pessoa, a gente fica mais perto dela.

A ilustradora desta história é a Bianca, que rima com todas as cores, até a preta e branca.

Você tem apelido? O que teu nome lembra? Quer montar este quebra-cabeça do teu nome?

Meu nome é ______________________________________

porque lembra______________________________________

E eu sou assim ______________________________________

Meu apelido é ______________________________________

Porque______________________________________

Assim é a história das "Peças e Pensarias"... É muito legal a gente saber que os nossos nomes, apelidos, o jeito que as coisas são, a maneira de fazer frases... tudo isso ajuda a gente a dar risada do mundo.

A gente pode contar o tempo com "duas mãos cheias e um dedinho", como a avó da menina vai falar do tempo que falta pra ela fazer aniversário. A gente pode brincar com o nome do "apagador" (ele apaga a dor?), ou então inventar um "talante" (e o que seria "talador"?). Até podemos "chorar o nunca mais". Às vezes você chora, né? E chora o quê?

Então, nessa brincadeira, a língua que a gente fala ajuda a gente a brincar com o mundo, mesmo que às vezes ele deixe todo mundo triste. E as peças deste mundão podem ganhar um jeito mais diferente e legal de brincar.

Vamos descobrir como! Boa leitura!

Teresa Cristina Wachowicz
professora da UFPR

Cem peças! O maior que já montou até agora. A parte mais difícil foi a das costas do cachorro. O pelo era de uma cor só: todo marrom! Mas o resto foi fácil. Ainda mais porque ela usou a técnica ensinada pelo pai: começar pelos cantinhos. Assim que viu a nova obra da filha, a mãe quis emoldurá-la. Rapidamente, elas foram escolher uma moldura que combinasse com a parede do quarto da menina.

***

Desde muito pequena, a menina gostava de brinquedos de montar. Com alguns blocos ela construía casas, prédios, cidades inteiras... Coisas enormes! Mas também podia montar coisas bem pequeninas, como réplicas dos insetos que apareciam no quintal. Alguém lhe disse que quando crescesse seria engenheira. Ela não entendeu muito bem o que aquilo significava... Ficava feliz quando conseguia montar algo novo, e aquilo lhe bastava.

No seu aniversário de 4 anos, ganhou da avó seu primeiro quebra-cabeça. Tinha 10 peças e a figura do desenho animado que assistia na TV. Foi a avó mesmo que a ajudou a montar. Nos dias seguintes, a menina montou e desmontou tanto aquele quebra-cabeça que as peças começaram a entortar.

— Vó, falta muito pra eu fazer cinco anos? — a menina perguntou ansiosa.

— Onze meses, querida — a avó respondeu carinhosa — duas mãos cheias e mais um dedinho.

— Tudo isso? — espantou-se a menina, olhando para as próprias mãos.

Teria que esperar duas mãos para seu aniversário! Como se lesse os pensamentos da neta, a avó, no dia seguinte, lhe comprou outro quebra-cabeça. Dessa vez com 20 peças.

***

Anos depois, a menina está enfrentando uma tarefa difícil: escolher a moldura. De madeira, fininha, colorida, combinando com a parede, ou combinando com a imagem do cachorro? Como decidir?

— Escolha uma sem muitos detalhes. Os detalhes escondem a imagem do quebra-cabeça.

Um menino se aproximou do balcão da loja de molduras e deu esse conselho para a menina. Ela logo o reconheceu: seu colega de escola, que nunca brincava no recreio. Suas amigas achavam que ele não sabia pular corda, por isso nunca participava da brincadeira.

— Desculpem-me pelo meu filho! Ele não tem bons modos — disse o senhor que atendia a menina e a mãe no balcão. — Passa todas as tardes numa sala nos fundos da loja, montando quebra-cabeças. Só sai quando eu preciso de ajuda para colocar a moldura em outros quebra-cabeças.

Enquanto o pai falava, o menino fixou o olhar para baixo, num ponto imóvel do balcão. Do mesmo modo como fazia nas aulas quando a professora explicava alguma atividade.

A menina, depois de pensar muito, decidiu seguir a sugestão. Talvez com isso o pai do menino parasse de falar dele com a sobrancelha torta e cara de brabo.

***

O quadro logo ficou pronto. A menina ajudou a mãe a fixar aquela imagem do cachorro, montada e emoldurada, na parede. Bem de frente para a sua cama. Assim ela poderia vê-lo antes de dormir, conversar com ele... Além disso, ele poderia ajudá-la nas lições de casa e ouvir as histórias que o pai lia para ela toda noite. Deu até um nome para o animalzinho: Gotinha. É porque ele tinha manchinhas brancas na orelha e na ponta do rabo.

Às vezes o ouvia latir. Mas, claro, era só na sua imaginação... Ou no seu sonho. Parecia até que o latido era de verdade... Ué?! Era mesmo de verdade! A menina acordou na manhã do seu aniversário de 8 anos ao ouvir vários latidos bem finos. Naquele dia seus pais lhe deram um presente duplo: café na cama com o bolo que ela mais gostava, e um filhotinho de cachorro.

Era fofinho, brincalhão... Muito parecido com o Gotinha: o pelo era da mesma cor, e o focinho, pontudo. A diferença era que ele não parava quieto. Mesmo assim ela resolveu chamá-lo com o mesmo nome. Na verdade, eles eram o mesmo cachorro. Só que o da parede não podia se mexer por causa da moldura. Que nem no inverno, quando ela não conseguia se mexer direito por causa da quantidade de casacos...

A menina passou o dia brincando e cuidando do novo cachorrinho. À noite, de tão cansada, dormiu no meio de uma história. O pensamento sobrou para o sonho: será que montar quebra-cabeças com cem peças tornava as coisas reais?

***

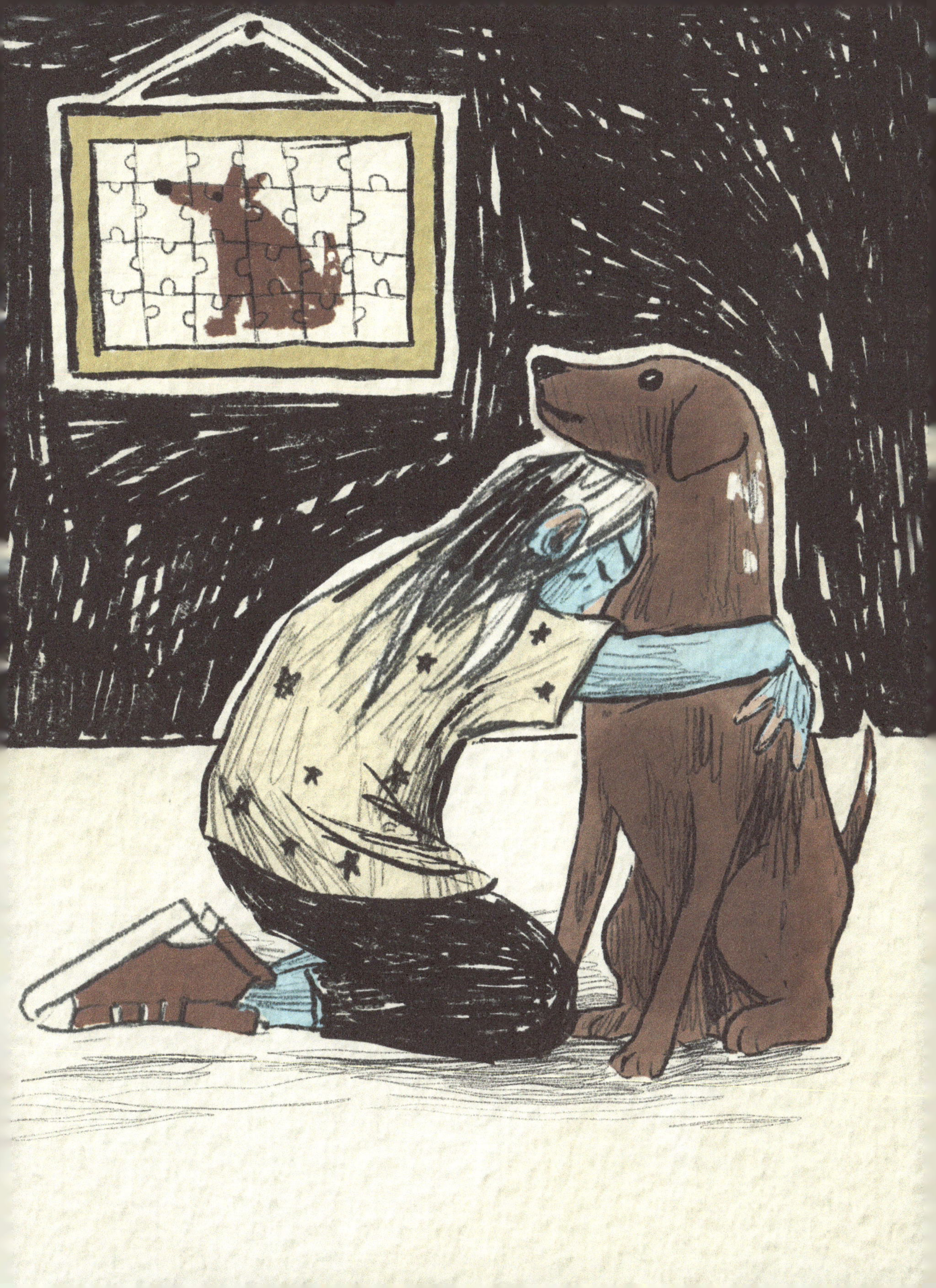

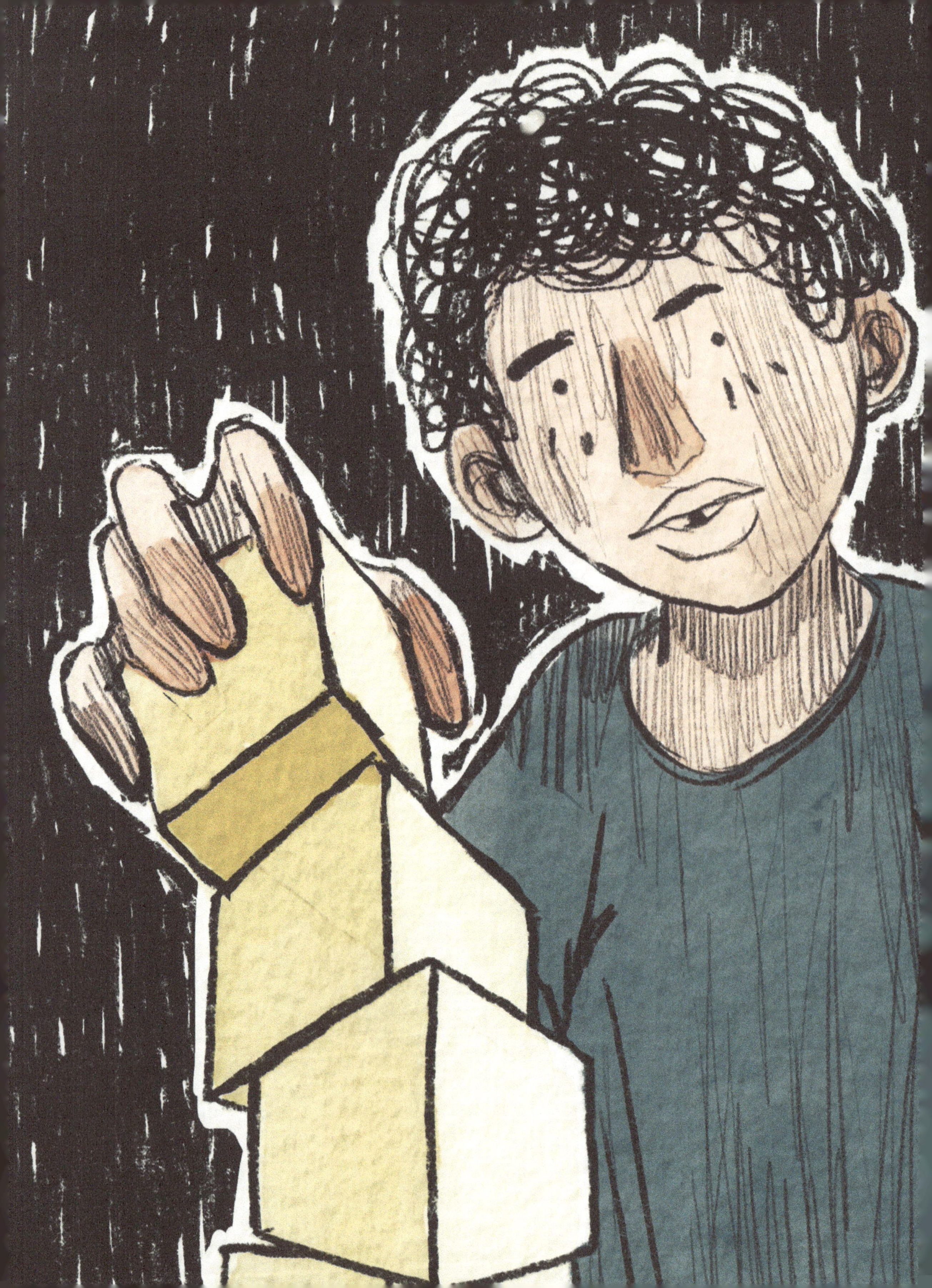

Ela acordou com essa dúvida. Logo se lembrou do seu colega que havia encontrado na loja de molduras. Se ele sabia escolher molduras, saberia a resposta. Esperaria o recreio para lhe perguntar.

Enquanto seus colegas brincavam no pátio ensolarado da escola, o menino ficava na sala de aula, inventando diferentes construções com blocos de montar.

— Posso brincar com você? — a menina perguntou com receio de que o menino não fosse gostar dela.

Ele não respondeu. Apenas lhe entregou algumas peças.

— É um prédio — por fim ele disse. — Tem que ficar muito alto! — completou sério.

Eles montaram em silêncio. Bloco por bloco. Paredes, sacadas e janelas. Quando chegaram no último andar, a menina perguntou:

— Será que esse prédio vai ser real? — Diante do olhar de incompreensão do menino, ela explicou: — Você se lembra do cachorro que eu montei e seu pai colocou a moldura? Ele virou de verdade. O nome dele é Gotinha.

O menino apenas sorriu. Foi um sorriso de sim ou de não? A menina ficou pensando...

De repente um barulho a assustou: as peças que há pouco sustentavam o prédio se espalharam pelo chão. O menino havia destruído tudo o que montaram no recreio. Ele ria, enquanto a menina sentia-se cada vez mais triste, a cada pecinha caída que observava. A professora, que naquele momento entrou na sala, o repreendeu: “Isso não é brincadeira!”

***

A menina passou o resto da aula pensando no recreio. Será que o colega não gostou de brincar com ela? Por isso destruiu tudo?

Qual não foi sua surpresa, quando, após o almoço, o pai do menino telefonou para sua casa convidando-a para brincar com ele! O avô levou a menina e seu novo quebra-cabeça — de 150 peças! — até a loja de molduras.

Nos fundos da loja tinha uma sala com uma mesa enorme, onde o menino montava, e uma porta que se abria para o quintal. As crianças passaram a tarde inteira brincando — nem pararam para lanchar! A menina mostrou seu quebra-cabeça: a imagem de várias crianças participando de brincadeiras, duas pulando corda, uma no balanço, três jogando bola... O do menino trazia uma pintura de um longo campo colorido com flores amarelas e marrons.

— Essa flor se chama girassol — explicou para a menina, que estava encantada com o formato dela — porque ela gira para o sol. Meu pai que disse. E beija-flor se chama assim porque ele beija a flor.

A menina sorriu à descoberta.

— Será que existem outras palavras assim, que cabem duas dentro?

— O paraquedas para a queda; o cata-vento cata o vento — respondeu o menino.

— O recém-nascido nasceu faz pouquinho tempo; vira-lata é o cachorro que derruba latas; pão de queijo é pão com queijo — continuou a menina. — E quebra-cabeça? Quebra mesmo a cabeça? — ela pensou com preocupação.

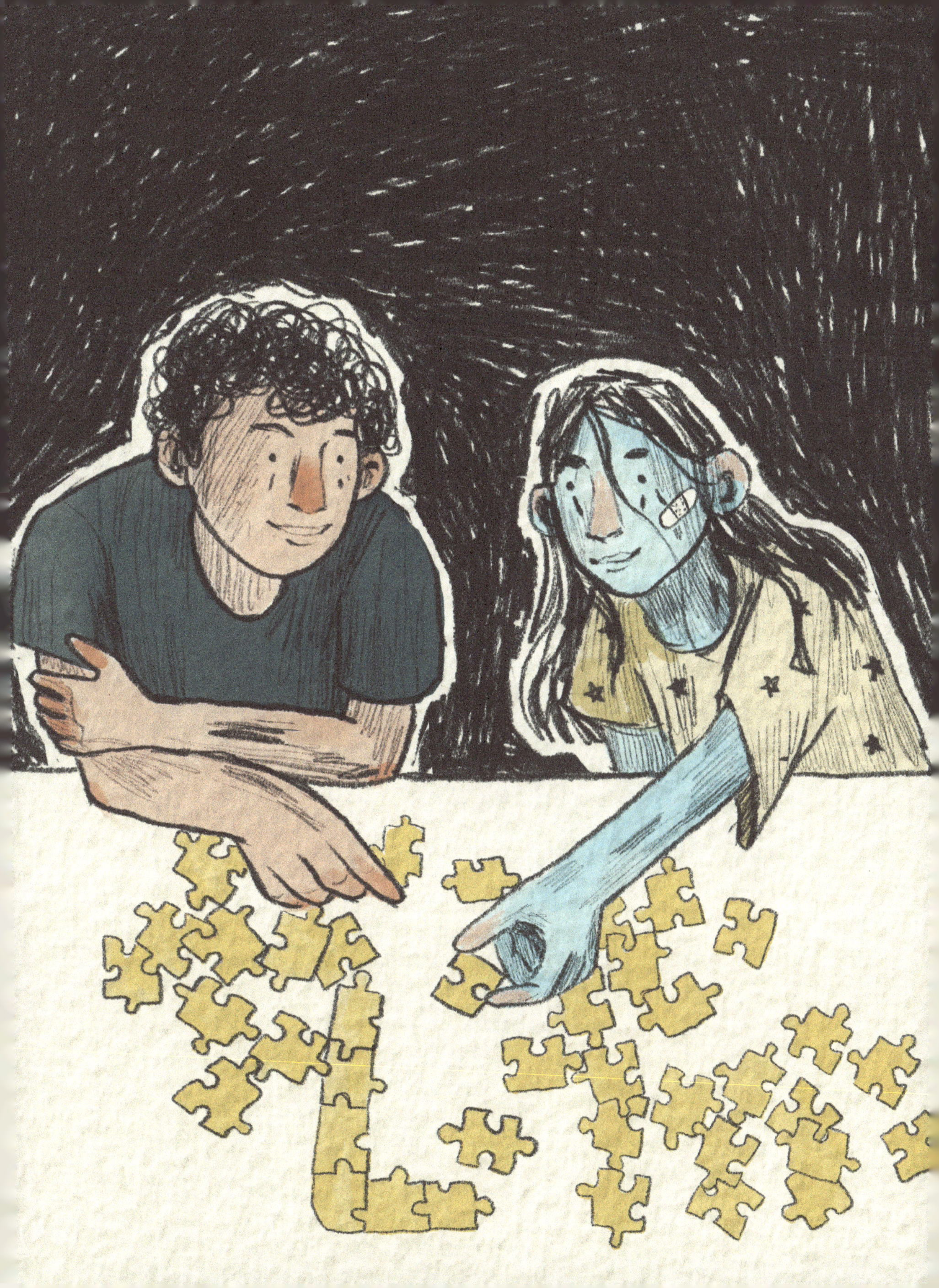

— É "quebra" porque é difícil. Então, é como se fosse quebrar de mentirinha.

— Que nem as aulas difíceis da profe Ana — a menina disse, pensativa. — No final, ela apaga o quadro com o apagador, como se apagasse a dor.

— Como o caçador, que caça a dor.

— Como o escorregador... — diante da palavra, a menina parou. — Ué? Ele escorrega a dor?

— Não sei... — o menino pensou por um momento — deve ser porque às vezes escorregar dói o bumbum.

Ambos riram e, enquanto montavam os quebra-cabeças, após separarem os cantinhos e as peças por cores, continuaram a brincar com as palavras:

— Urubu que observa a dor é urubuservador.

— História com personagem estranho está escrita no livranho.

— Panqueca que levou uma pancada é uma panquecada.

Quando perceberam que estavam inventando, caíram na gargalhada. O pai do menino de repente apareceu na porta e falou muito sério: "Querem parar com essa gritaria?" A menina arregalou os olhos, mas assim que o menino cochichou em seu ouvido "*é grito + ria*", ela riu novamente, um riso baixinho, sem risaria.

Na volta para casa o avô perguntou como foi a tarde de brincadeiras com o menino. Ela contou tudinho sobre os quebra-cabeças. Foi uma pensaria!

— O que é isso?

— É *pensar* + *ria*, vovô!

Ele coçou a barba branca: "Essa menina..."

***

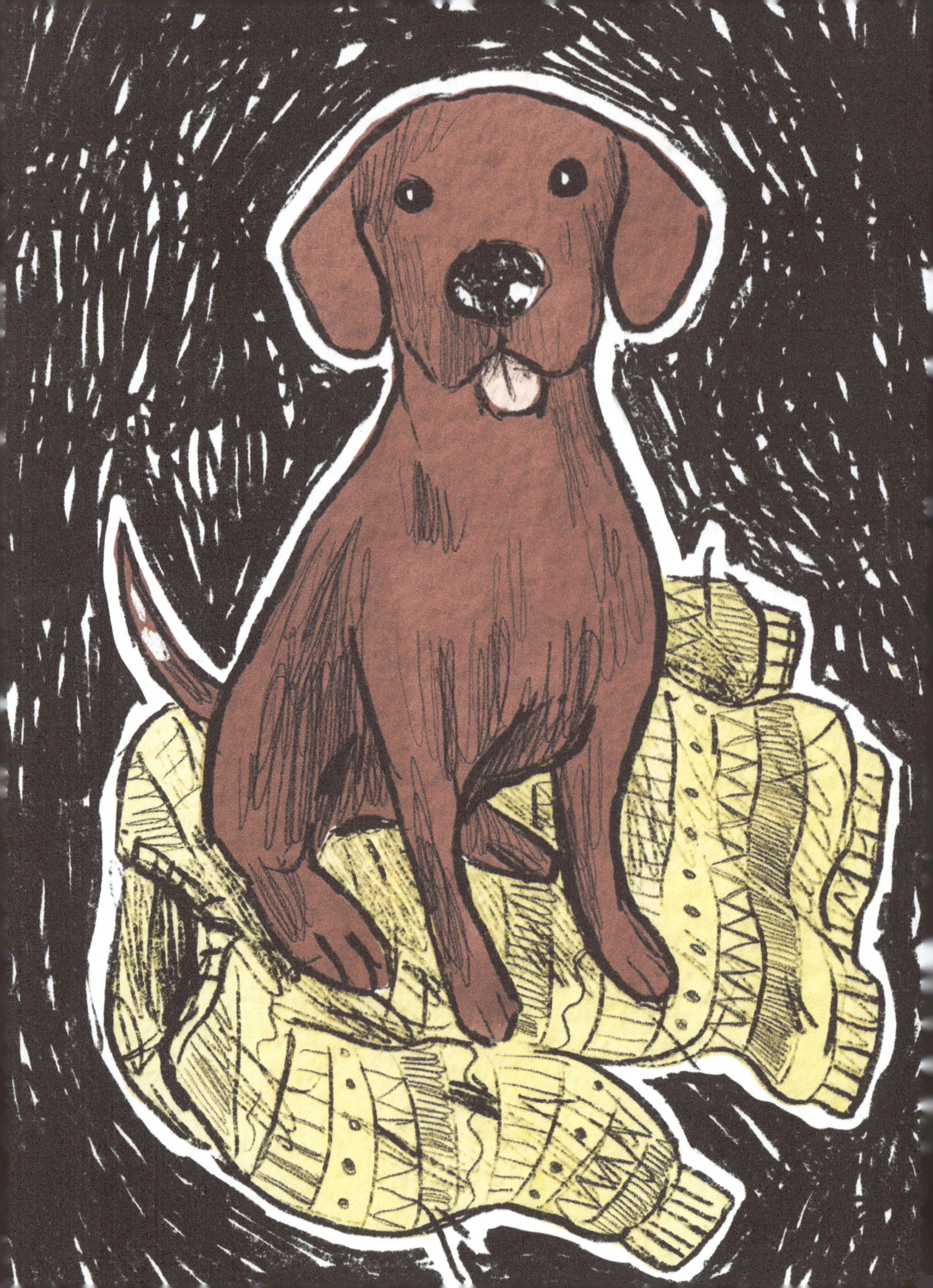

A partir de então a menina passou a ir pelo menos uma vez por semana brincar com o menino na loja de molduras. O quebra-cabeça dos girassóis era o mais difícil de montar. Algumas peças pareciam iguais! Mas o das crianças brincando estava quase pronto. A menina não contou para ele, mas estava ansiosa para saber o que aconteceria depois que terminassem de montar. Alguma coisa dessas imagens se tornaria realidade, como aconteceu com o seu cachorrinho?

Um dia, ela ficou triste com o Gotinha. Assim que chegou em casa, depois de uma tarde quebra-cabeceira, encontrou seu casaco preferido jogado no chão da sala. Ao lado, o cachorro batia o rabinho, feliz porque a menina havia chegado. O casaco estava com alguns fios soltos e um dos pompons que saíam do capuz estava arrebentado. Ela xingou o Gotinha. Era o casaco de tricô que a avó fizera; um presente de Natal. Agora, não tinha como consertá-lo. A avó não estava mais ali. No último aniversário da menina foi o avô quem se responsabilizou pelo quebra-cabeça novo — que já virara tradição a cada comemoração. Nunca mais poderia usar aquele casaco, que a fazia lembrar com carinho da avó.

A menina, em seu quarto, chorou baixinho o nunca mais. Não gostava dos nunca mais. Tinha medo! Gostava de criar, de montar e remontar. Às vezes desmontava um quebra-cabeça pronto e montava novamente só para rever a imagem ganhando forma aos poucos. Em outras vezes, misturava dois jogos, para construir daí uma imagem mais divertida.

A avó, além de montar quebra-cabeças, montava comidas gostosas e roupas. Bolanja era o bolo de laranja — o preferido da menina —, casacobertor era um casaco bem quentinho que a avó havia feito para os dias de muito frio. A descoberta de que é possível também montar palavras despertou na menina um novo olhar: as coisas que se combinavam no mundo poderiam se combinar na língua. A avó também costurava palavras!

A menina só se acalmou quando seu pai foi consolá-la. "Não fique braba com o Gotinha", ele disse. "Filhotes gostam de brincar e de chamar a atenção. Ele quis mostrar que estava com saudades de você, querida."

Então cachorros também sentem saudades? A menina ficou surpresa diante da descoberta. Mas também ficou ansiosa diante do desafio que o pai lhe havia proposto: ensinar ao Gotinha que ele não poderia roer as coisas da casa, apenas seus próprios brinquedos.

Pela primeira vez ela seria uma professora de verdade! Não seria de brincadeira, como fazia com suas amigas. A tarefa era tão importante que, na tarde seguinte, não foi montar quebra-cabeça. Dedicou-se ao filhote, que, por algum motivo que ela ainda não havia descoberto, passou a maior parte do tempo fazendo buracos na grama do quintal.

***

"Eu terminei de montar o quebra-cabeça das brincadeiras. Sozinho!", o menino lhe disse com o semblante sério assim que a menina chegou na escola na manhã do dia seguinte. Ela ficou braba. Também queria ter terminado de montar! Mas logo a brabeza deu lugar à curiosidade. Como teria ficado a imagem completa?

Ela contou ao amigo o episódio do seu cachorro e do casaco. Ao final, ele não disse nada e desviou o olhar. Será que, assim como Gotinha, o menino também sentiu saudades dela e montou todo o quebra-cabeça sozinho porque gostava de brincar e de chamar a atenção? A diferença é que o menino é todo quietinho, enquanto o cachorro é todo agitadão.

No recreio, porém, aconteceu uma coisa que ninguém esperava: a menina e suas amigas jogavam amarelinha, quando o menino se aproximou e pediu se podia brincar também. A menina logo disse sim com um sorriso no rosto. Mas uma de suas amigas não queria:

— Minha mãe disse que ele é mal-educado — ela cochichou.

— Não é, não! — replicou a menina, em tom de alto-falante. — Ele só é pouco-falante.

— E o que é isso? — perguntou a amiga, curiosa.

— Ora, é um falante que fala pouco.

As crianças brincaram juntas todo o tempo do recreio. O menino se esforçava para aprender a jogar amarelinha, mas achava muito difícil pular dentro das linhas desenhadas. "Pense que seu pé é uma peça de quebra-cabeça e ele tem que se encaixar no quadradinho", explicou a menina.

No final da aula, ele a convidou para terminar de montar os girassóis em sua casa. Precisava da ajuda dela. Estava muito complicado!

Naquele dia, ela ficou tão ansiosa para terminar o quebra-cabeça, que almoçou tão rápido que se esqueceu da sobremesa, e o avô se esqueceu de colocar o chapéu para levá-la à casa do amigo... E ambos esqueceram o guarda-chuva.

***

Guarda-chuva guarda a chuva? Assim como guarda-roupa guarda a roupa? Mas dentro do guarda-chuva não tem chuva como no guarda-roupa tem roupa! Montar palavras é mais complicado do que parece!

Os girassóis estavam de fato quebrando a cabeça das crianças, só que de mentirinha. Elas levaram a tarde inteira para terminar de montá-lo.

— Esse quebra-cabeça está ficando superbonito! — exclamou a menina, enquanto montavam.

— Super-mega-bonito!

— Super-mega-hiper-bonito!

— Super-mega-hiper-ultra-bonito!

Ambos, menino e menina, riram do exagero. Ela estava tão contente que teve vontade de dar pulinhos de alegria. O que é um pulinho? É um pulo pequenininho. Foi a professora de educação física que ensinou. O menino não sabia. Ele nunca participava das aulas. Quando a menina perguntou por que, ele não respondeu, mas emendou um desafio: "Por que banana pequenininha se chama banana-nanica e não bananinha?"

Por fim, eles terminaram a imagem dos girassóis; realmente ficou super-mega-hiper-ultra-bonita!

"Pode ficar com você", disse o menino. Ele abriu a porta que dava para o quintal e mostrou para a amiga quatro girassóis, que giravam para o sol. "Meu pai que plantou!" Os olhos dela giraram também! Então é verdade: quebra-cabeças com mais de 100 peças se realizam, após montados. Primeiro o Gotinha, depois os girassóis... E tinha mais! Era por isso que o menino passou a brincar com os colegas no recreio: o quebra-cabeça das crianças brincando!

"Então eu fico com o dos girassóis, e você com o das brincadeiras!" Eles trocaram os presentes montados e logo atribuíram ao pai do menino a tarefa de emoldurá-los.

No dia seguinte, o menino participou da aula de educação física.

***

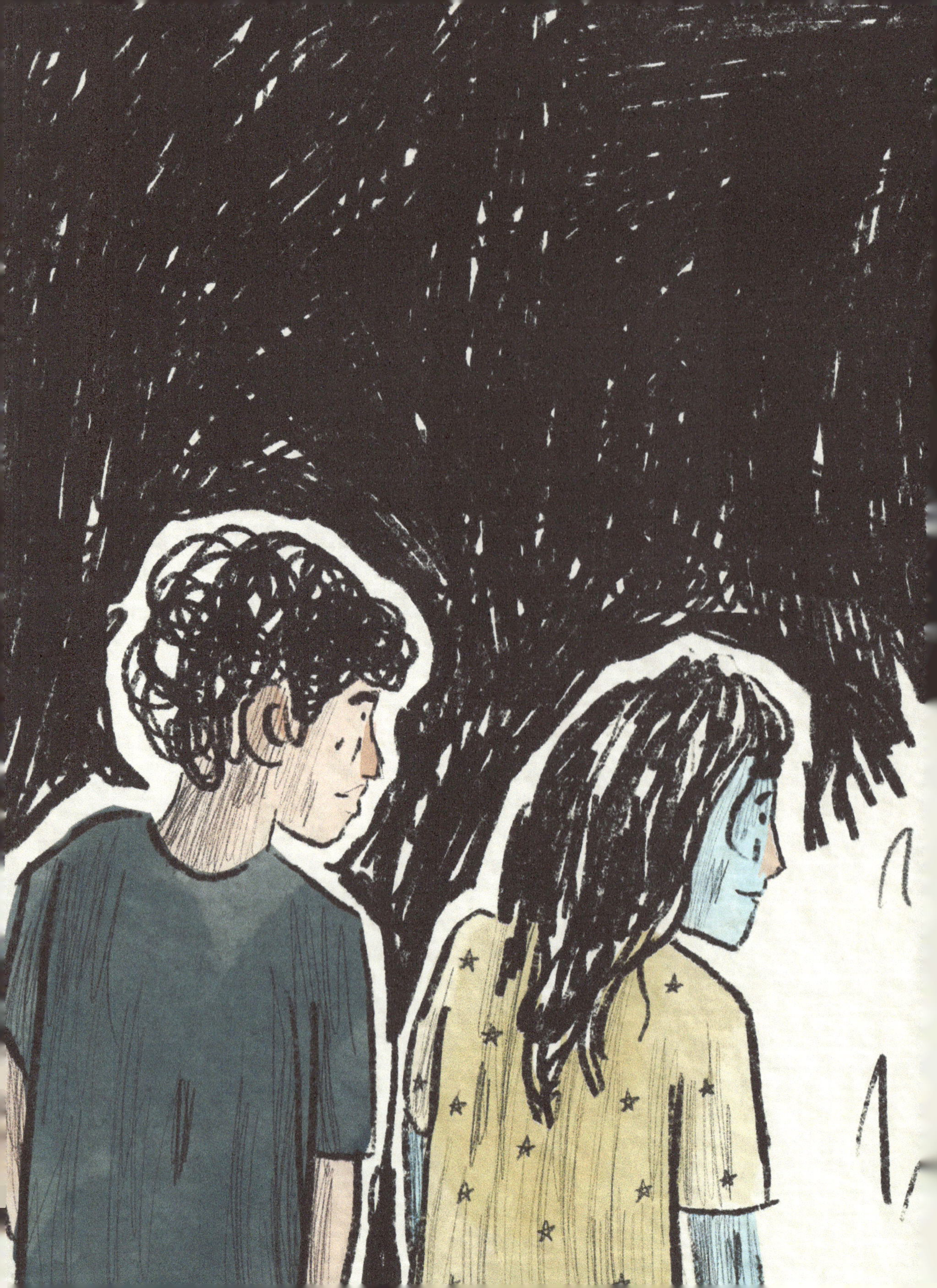

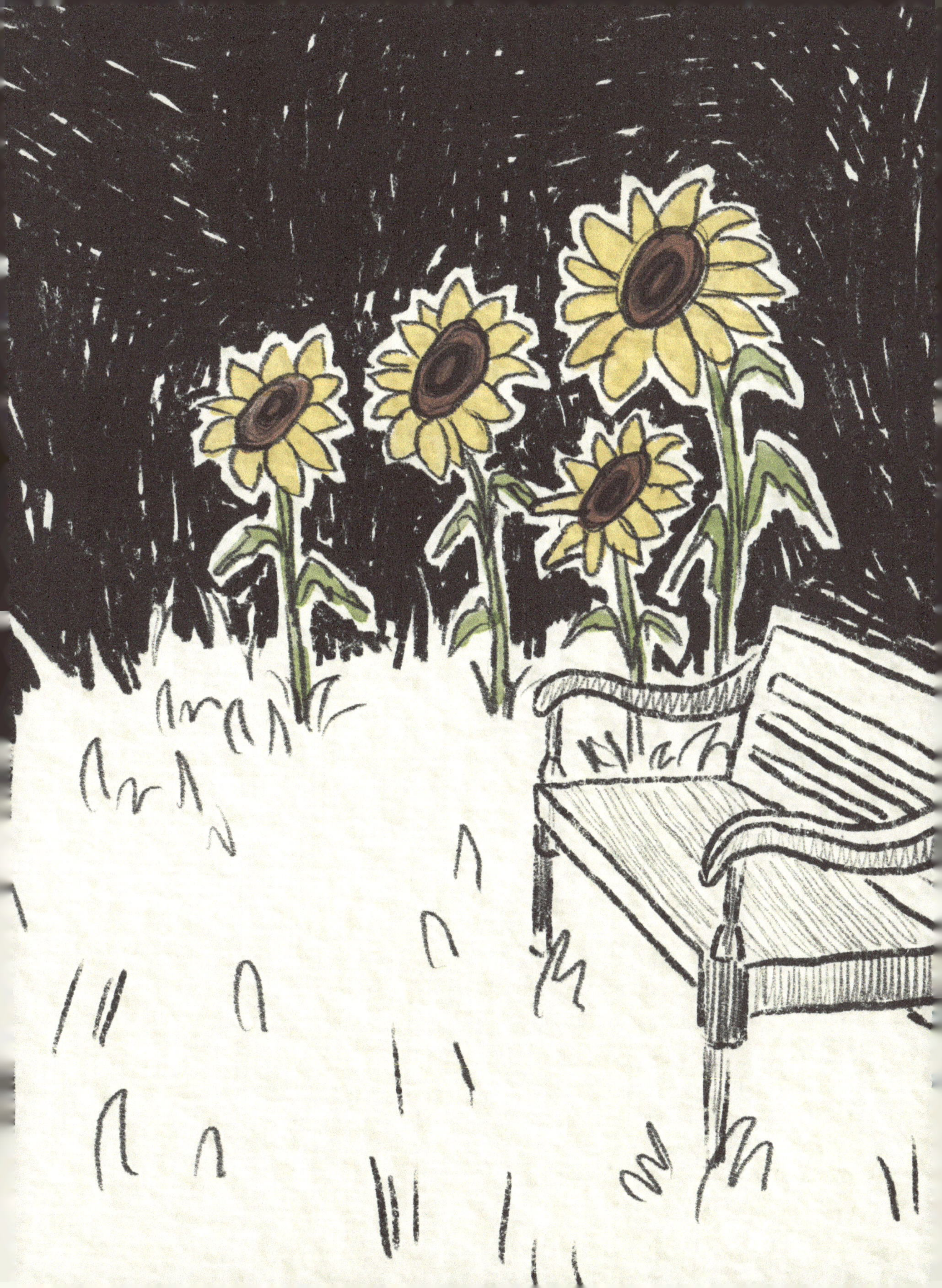

Mas a maior prova para a menina de que o que montava nos quebra-cabeças se tornava real foi encontrar o casaco de pompons, que ganhara da avó, consertado no seu guarda-roupa. A criança que brincava no escorregador naquela imagem das brincadeiras tinha um casaco igualzinho, só que de cor diferente. A menina deu mais pulinhos de felicidade. Contudo, também ficou apreensiva: qual seria o próximo quebra-cabeça que montaria? E se o desenho fosse de um vilão? Ou até do seu herói favorito, o Super-Raio; se montasse, cairiam raios ou ele ajudaria a salvar alguém? Preferiu pensar apenas na última possibilidade.

Começou a ficar ansiosa, embora seu aniversário estivesse bem longe ainda.

À tarde, ela e o menino começaram a montar outro quebra-cabeça dele: o desenho de uma cidade grande, com prédios, luzes, rua cheia de carros...

— Olha um trem-bala! — reparou a menina, empolgada. — É um trem que anda rápido que nem uma bala.

— Tem também um lava-rápido, que lava os carros bem rápido — completou o colega. — Mas eu não gosto de prédios; eles tapam o sol. E se não tem sol, não tem girassol — disse seriamente.

Ah! Então foi por isso que o menino desmontou o prédio de blocos naquele dia, no recreio da escola: ele não gostava de prédios. Jeito esquisito de mostrar que se não gosta de alguma coisa...

Vendo que aquela imagem o incomodava, a menina propôs que hoje eles brincassem de alguma coisa diferente. Os amigos brincaram no quintal, onde construíram com pedras e madeira um parque de diversões, com casinha na árvore e roda-gigante — que é uma roda bem grande. Criaram também a cadeira-girante, que, por rodar em círculos, deixava a pessoa tonta. Além disso, tinha o escadorregador, uma escada que fazia escorregar quem tentava subir.

Assim eles se divertiram a tarde inteira. Claro que quem andou na roda-gigante, ficou tonto com a cadeira e escorregou na escada não foram eles; foram os bonecos de brinquedo do menino. Eram de madeira. O próprio menino que os montava, já que seu pai não podia comprar brinquedos novos. Os quebra-cabeças, ele ganhava da tia.

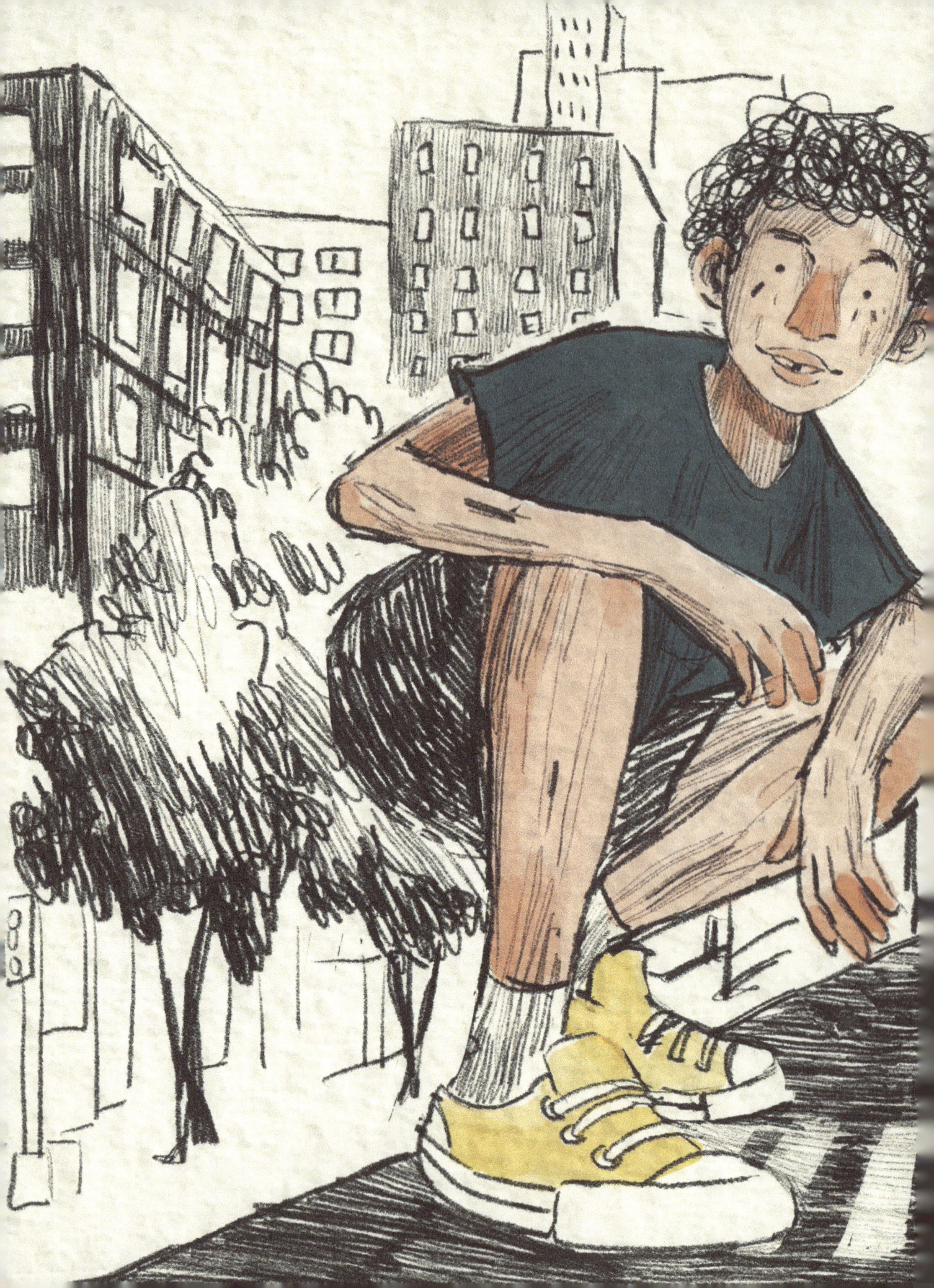

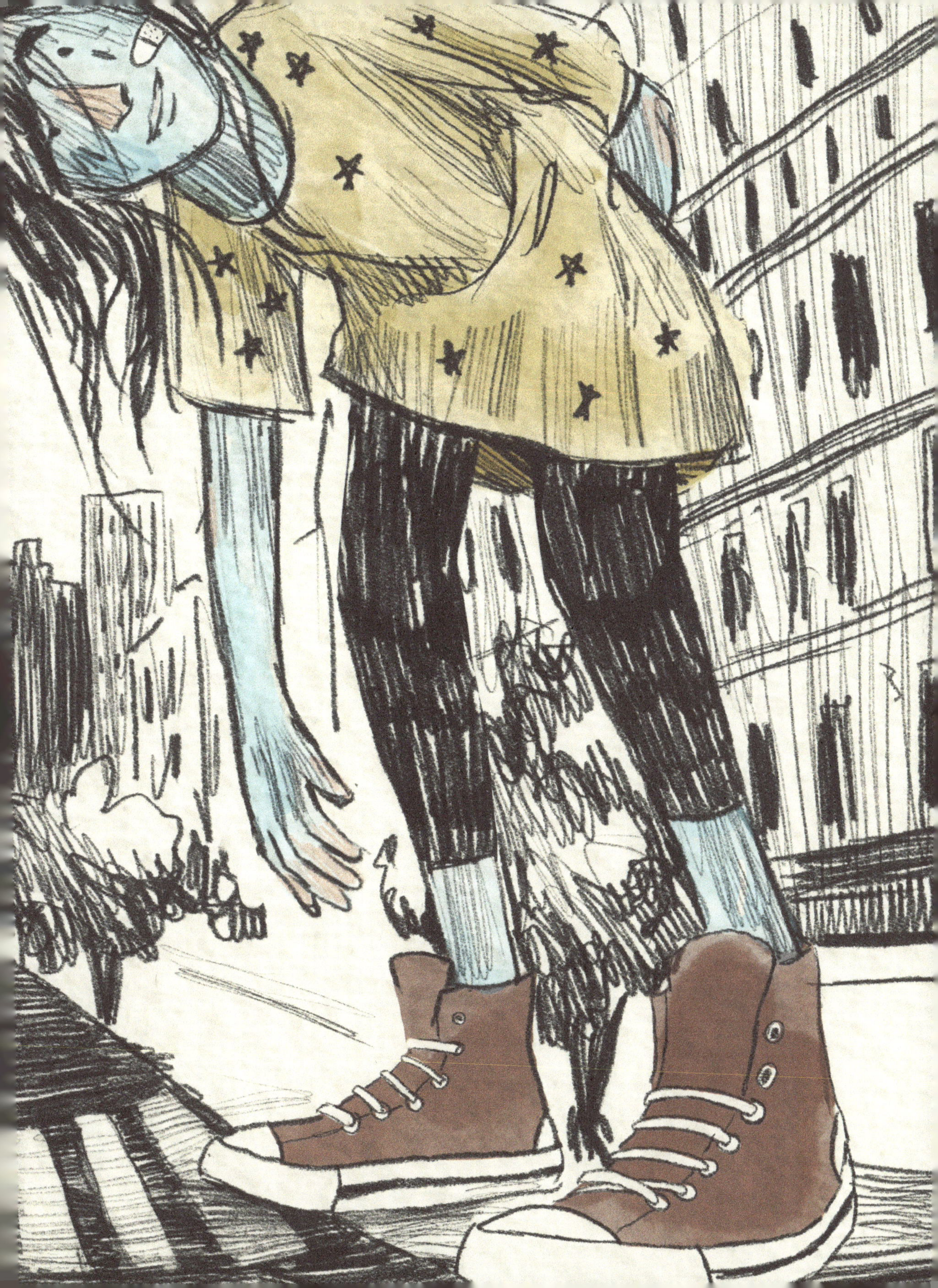

No final da tarde, a menina chegou em casa cansada. Mesmo assim, brincou um pouco com o Gotinha e escovou seu pelo. Foi o avô que fez a janta para ela. O papai e a mamãe não haviam chegado ainda.

Terminada a janta, o avô lhe entregou um pacote que chegou pelo correio endereçado diretamente para a menina. Mas tinha um mistério: não tinha o nome de quem lhe enviou. Ela abriu a caixa e dentro encontrou várias peças de quebra-cabeça soltas. Outro mistério: não havia uma imagem pronta para seguir.

Pensou que pudesse ser outro presente do menino. Telefonou para ele, que disse não saber de nada, mas que a ajudaria a resolver o mistério. No dia seguinte, eles montariam juntos. O avô também não soube dizer de onde tinha vindo aquele quebra-cabeça, e prometeu que levaria a menina na loja de molduras para montá-lo.

***

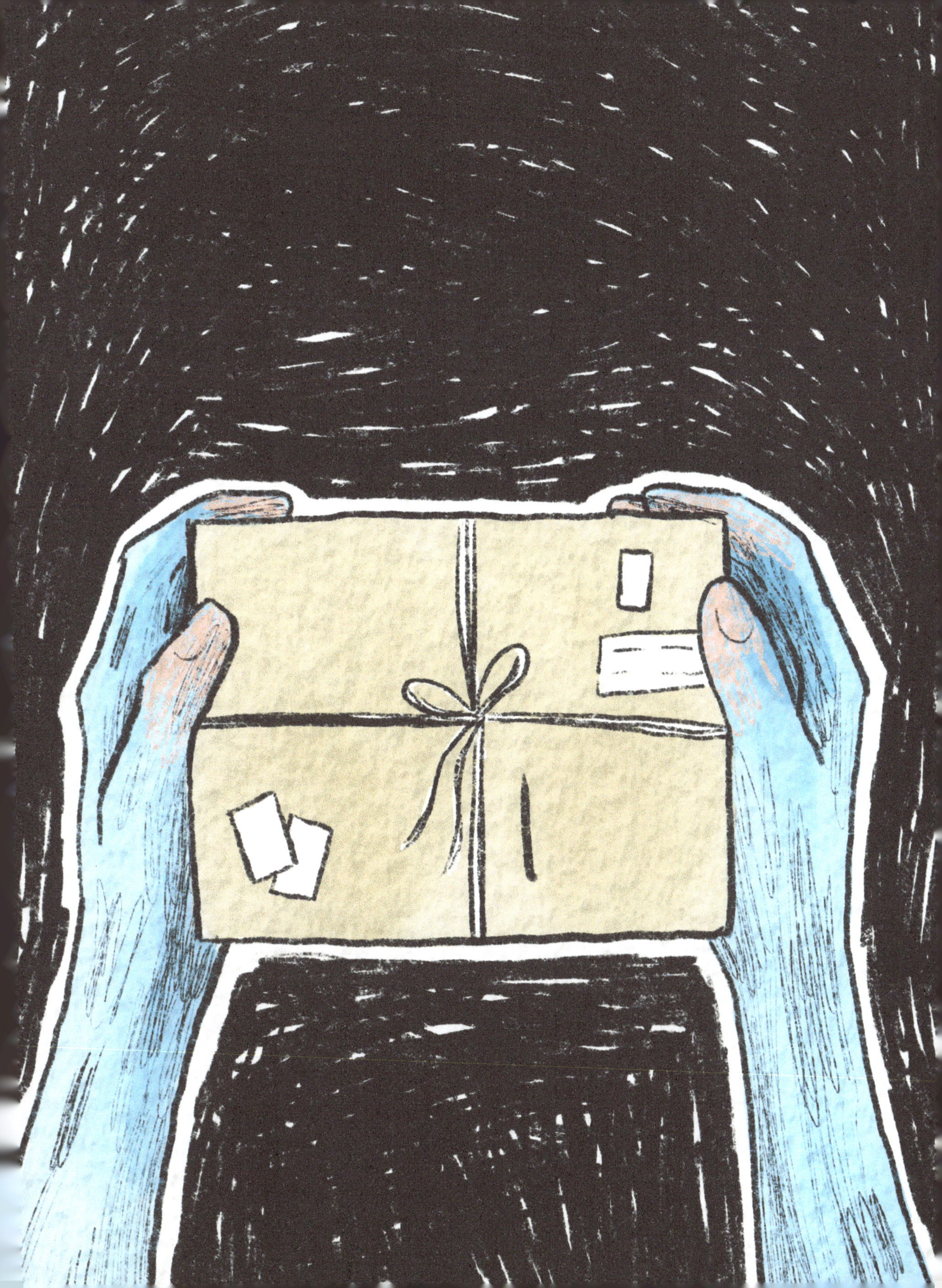

As crianças espalharam todas as peças em cima da mesa de montar e começaram a separá-las. A primeira coisa que perceberam foi que não havia cantinhos. Ué! Um quebra-cabeça sem borda? Sem final? Isso aumentou a curiosidade delas.

Conforme separavam as peças por cores, descobriam formas de alguns rostos: "São quatro pessoas", observou o menino. "E um cachorro", completou a menina. Eles montaram algumas peças que começaram a dar forma para o desenho, mas foi se tornando tão difícil que os amigos cansaram.

A menina segurou uma peça na mão e ficou a observá-la.

— Do que são feitas as peças? — perguntou ao menino.

— Papel... — ele respondeu, sem muita certeza.

— Parecem várias camadas de papel — ela disse, ao aproximar dos olhos a borda da peça.

— Pode ser papelão — sugeriu novamente o menino.

— Papelão é um papel grande?

— Pode ser um papel grosso.

— Existe peça de teatro, peça de roupa... — continuou a menina.

— Tive uma ideia!

O menino levou a amiga até o quarto da sua tia, que morava junto com ele e com o pai no andar acima da loja, e abriu o guarda-roupa. A menina parou na porta e perguntou com o olhar se eles realmente poderiam estar ali. "A minha tia me deixa brincar aqui", ele disse, decifrando o olhar dela.

De uma das portas do guarda-roupa pularam roupas coloridas. Saias enormes com bordados e rendas. Blusas com lantejoulas e fitas. Calças com flores e formas geométricas. Casacos com adesivos e penduricalhos. Da porta ao lado pulou o menino, vestido com uma calça tão larga que poderiam caber dois dele dentro, com estampa de onça e suspensórios, e com uma blusa de mangas bufantes. Ao descobrir o nome das mangas, a menina teve um ataque de riso.

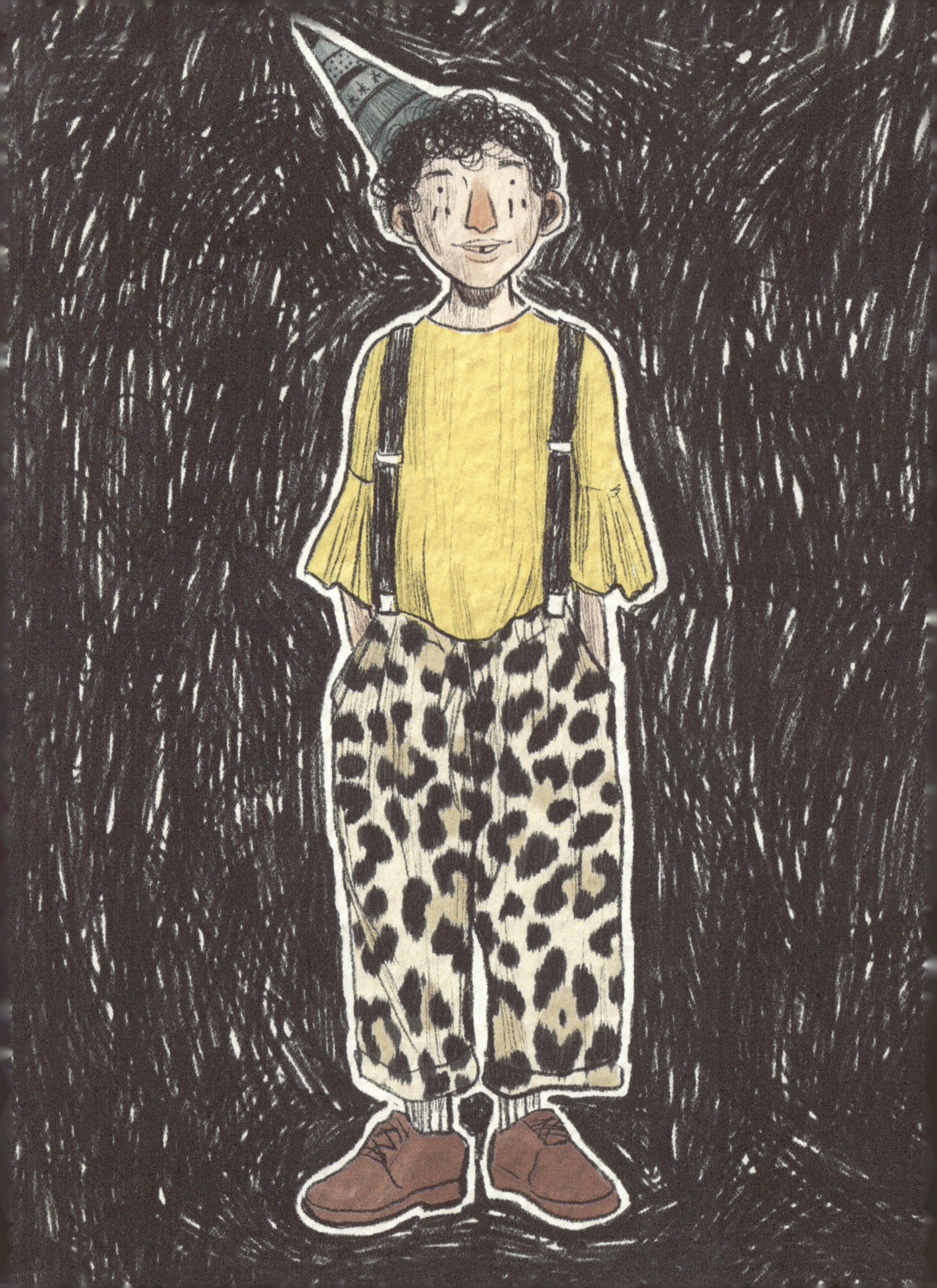

— Você está vestido de palhaço-onça — disse ela, entre uma risada e outra. — É um palhaço que é feliz, mas se alguém faz alguma coisa que ele não gosta, vira uma fera e bufa!

— Que nem meu pai — comparou o menino, rapidamente.

A tia também tinha um baú aos pés da cama cheio de chapéus, bolsas, plumas, cachecóis. Atrás da porta do quarto havia uma sapateira com sapatos de todas as alturas, botas de todas as cores e chinelos de todos os tamanhos. E na estante ao lado da cama estavam colares dos curtos aos compridos, brincos dos grandes aos pequenos, anéis do mindinho ao dedão. Era tanto brilho, mas tanto brilho, que daria para enfeitar uma árvore de Natal do chão ao teto.

A menina logo entrou na brincadeira. Calçou uma galocha cinza e vestiu uma saia rosa tão larga e alta que lhe pareceu um vestido em que caberiam ela e sua mãe dentro. Também colocou um chapéu enorme, cujas abas caíam até seus ombros, e vários colares, um sobre o outro.

— Você parece um Elefante Talante.

— O que é talante? — perguntou, curiosa sobre a característica do elefante.

— É uma mistura de talento com falante. O Elefante Talante tem o talento de cantar, mas não para de falar. E o público adora ele — explicou o menino. — Vi isso em um teatro.

Talante passou a ser a palavra preferida da menina. Adorava o som... talante... parecia dar leves pulos a cada sílaba. E adorava a possibilidade de inventar roupas, personagens e palavras. Lembrou-se, com isso, da avó. Ela ficaria feliz em saber que a neta descobriu que, além das peças de quebra-cabeças, existem peças de roupa, peças de teatro e até peças de palavras.

O menino contou que a tia participava dos desfiles de carnaval da cidade. Cada roupa que estava ali fazia parte de uma fantasia diferente, e cada fantasia tinha uma história diferente. "No ano passado ela desfilou fantasiada de Dr. Victor, personagem do Castelo Rá-Tim-Bum. Ela gritou 'Raios e Trovões' tão alto que as crianças que desfilavam na frente, fantasiadas dos bichos que moravam no castelo, se assustaram. E realmente choveu!" A tia também contou que um dia foi em um carnaval que tinha bonecos gigantes. Não eram como os de madeira que o menino montava. Os bonecos desse carnaval também usavam fantasias e dançavam no meio da multidão.

Depois de contar uma das histórias dos carnavais da tia, o amigo parou pensativo.

— Se vestir é que nem fazer pão. Cada roupa é um ingrediente — ele concluiu.

— Eu acho que é que nem fazer sanduíche. No pão, os ingredientes se misturam e viram uma coisa só. No sanduíche, a gente monta e consegue ver o queijo, o tomate...

— Mas existe pão de milho, pão de queijo, pão de ló — insistiu o menino, sem dar o braço a torcer.

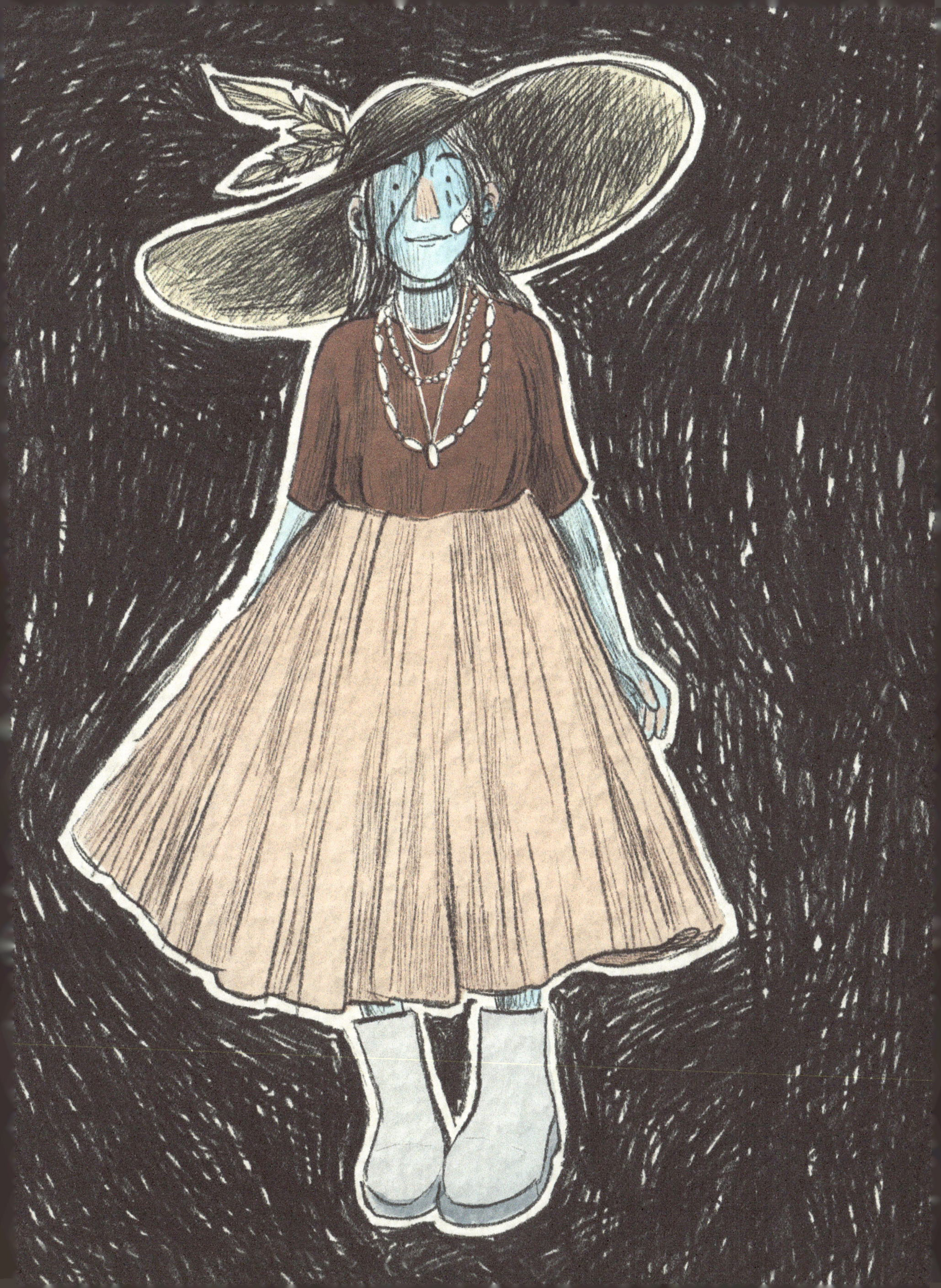

— O que é ló?

— Não sei. Só sei que sanduíche é uma palavra só. E pão pode ser várias.

A menina ficou pensando... e percebeu que, para o amigo, as palavras e coisas que elas significavam estavam se misturando. Que nem fazer pão!

Eles terminaram a brincadeira e guardaram as roupas da tia quando já estava quase na hora de a menina ir para casa. As peças do quebra-cabeça misterioso continuavam sobre a mesa. Os amigos, então, tiveram a ideia de dividi-las: cada um tentaria montar uma parte com algumas peças e depois, na próxima vez que se encontrassem, juntariam tudo.

No caminho de casa, a menina foi aos poucos revelando para o avô as partes do mistério desvendadas. Ele elogiou o trabalho dos minidetetives ("mini" porque são crianças, explicou): "As peças são as pistas!" Ela ficou pensando: "O que será que se tornaria real quando eles terminassem de montar o quebra-cabeça misterioso?"

Naquele final de tarde, seu pensamento foi interrompido por outra surpresa. O avô havia ligado a televisão e estavam passando imagens do desfile do carnaval da cidade do ano passado. O repórter disse que as pessoas estavam confeccionando as fantasias para o carnaval deste ano. Ele também entrevistou uma pessoa que já estava fantasiada, com mangas bufantes. Ela cantava e falava sem parar durante a entrevista.

— Essa pessoa é muito talante!

O avô apenas levantou uma sobrancelha. Um dicionário não era o suficiente para entender as expressões da neta. Sem prestar atenção no olhar do avô, que mais parecia um ponto de interrogação, a menina voltou aos seus pensamentos. Ela teve então a certeza: as fantasias também são quebra-cabeças que, quando montadas, se tornam reais. Ela também contou toda a história do mistério do quebra-cabeça para a mãe, que chegou em casa com um bolanja fresquinho — não era igualzinho ao da vovó, mas a menina também gostou. Enquanto comia a segunda fatia, a mãe lhe fez uma pergunta difícil: "Filha, tenho uma notícia boa e uma ruim; qual eu conto primeiro?" Ela respondeu que queria as duas ao mesmo tempo: "É uma boa-má-notícia, mamãe..."

Seguindo a brincadeira da menina, de que as palavras misturam as coisas e as coisas se misturam nas palavras, a mãe sorriu lágrimas e contou que a partir daquele dia o papai não iria mais morar com elas, por isso teria duas casas; assim passaria alguns dias da semana com a mãe e outros com o pai. A boa-má-notícia terminou num abraço comprido...

A menina estava se sentindo *muitíssimo tristíssima*. A mãe perguntou se ela queria ajuda para montar o novo quebra-cabeça misterioso. Ambas brincaram de montar até a hora de dormir. A tristeza passou um pouco, quando a menina cortou os *íssimos*: estava, então, *muito triste*. É possível desmontar palavras também, e não somente montá-las. E invertê-las, assim como se faz com as peças quando não se encaixam; poderia assim ficar pouco triste. Só um *pouco triste*. E o *só* pode ser dois: *só* de ficar sozinho e *só* de um só. O *só* da menina agora era o de um: a mãe ou o pai.

***

O quebra-cabeça misterioso estava realmente difícil. A mãe e a menina conseguiram montar algumas peças, mas as outras pareciam não querer se encaixar. À tarde, na loja de molduras, depois de muita pensaria, as crianças descobriram que o desenho era de uma família: tinha até avô e cachorro! E a menina achou que a mulher na figura do quebra-cabeça tinha um cabelo parecido com o da sua mãe.

Apesar da descoberta, ao final do dia, somente metade da imagem estava pronta. "Não tem mais o que fazer! As peças estão erradas." O menino lamentou-se. A amiga ficou triste, pois parecia que ele tinha razão. Havia um buraco, duas fileiras em que faltavam várias peças, entre o desenho do homem e da mulher. Pensativa diante do problema, a menina perguntou:

— Que palavras formam o casal? Casa + varal?

— Casa + igual? Gente que mora em casa igual? — tentou o menino.

— Teria que ser casesma. Quem mora na mesma casa — sugeriu a menina.

— Então é casa + carnaval — afirmou o menino. — Minha tia disse que no carnaval existe um casal chamado mestre-sala e porta-bandeira.

— Mestre-sala é o mestre da sala? E porta-bandeira é alguém que segura uma bandeira?

— É mais ou menos isso. Eles dançam e levam a bandeira da escola de samba no desfile. Pai e mãe, mulher e homem, menino e menina, mestre-sala e porta-bandeira...

Não tem nada disso dentro da palavra casal. O que então forma o casal? A menina ficou se perguntando. Talvez fossem quaisquer duas peças que formassem uma só. É uma palavra só. Só de só, não de ficar sozinho... Seu pai e sua mãe, que antes eram um, agora são dois. E o quebra-cabeça, que não existe de uma peça só, também poderia virar dois.

Pensando assim, a menina teve uma ideia: pediu ao avô algumas caixas de papelão que ele guardava em casa; recortou uns pedaços em formato de peças de quebra-cabeça e criou vários desenhos que combinassem com a imagem do quebra-cabeça misterioso. Fez duas casas bem coloridas para o pai e para a mãe, que se encaixavam direitinho nas outras peças; criou também uma forma de mudar o desenho quando quisesse: o cachorro, a criança e o avô poderiam se mover pela imagem e se encaixar, ora embaixo, ora acima, ora no lado esquerdo, ora no lado direto, ora em uma das casas coloridas, ora na outra. Assim, além de montar, a menina teve certeza de que realmente poderia criar. Criar os seus próprios quebra-cabeças que poderiam se realizar.

A criação não parou por aí. A menina gostou tanto da ideia de inventar peças que fez umas a mais para deixar de reserva, caso aparecesse mais alguém que quisesse fazer parte desse quebra-cabeça misterioso. Quem sabe seu amigo, que agora já tinha virado duas palavras: melhor amigo! Quem sabe, o melhor amigo do pai! A mãe disse que talvez eles fossem morar juntos, já que eles formavam várias palavras: bem mais que melhores amigos. Quem sabe apareceria outro cachorrinho, para fazer companhia para o Gotinha! Ou um gato, ou uma árvore cheia de passarinhos, um guarda-roupa cheio de fantasias, igual ao da tia do amigo, ou até a tia do amigo, se ela quisesse passar as férias em outra casa... No fim, a imaginação da menina criou tantas peças que o avô teve que correr pela vizinhança à procura de mais caixas de papelão.

Quando ela mostrou sua invenção para o menino, ele logo teve a ideia de criar uma moldura que pudesse ser deslocada conforme as peças do quebra-cabeça mudassem de lugar, e um compartimento secreto para guardar as peças reserva. Os amigos, melhores amigos, concluíram toda a obra, sentindo-se inventores!

— Inventores inventam dores?

— Não, né! Inventam cores! Para isso, precisam de muita pensaria...

FIM

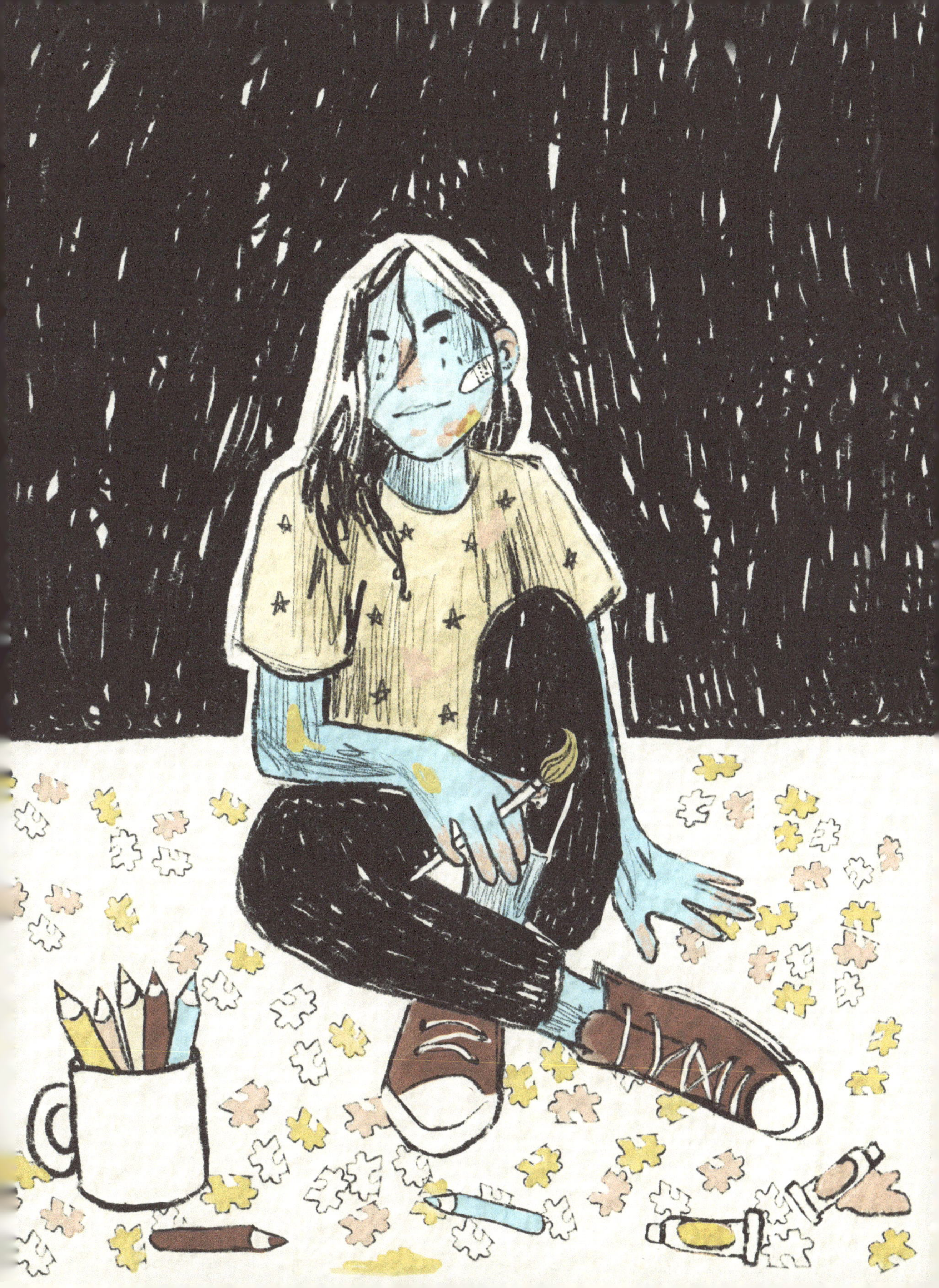

TENTE VOCÊ!

Por Teresa Cristina Wachowicz

Vamos montar o quebra-cabeça dos nomes da menina e do menino? Brinque com a língua que a gente fala!

O nome da menina é ___________________________________

Porque lembra ______________________________________

E ela é assim ____

O apelido dela é _____________________________________

Porque ____

____

____

____

O nome do menino é ______________________________

Porque lembra ______________________________

E ele é assim ______________________________

O apelido dele é ______________________________

Porque ______________________________

____

____

____

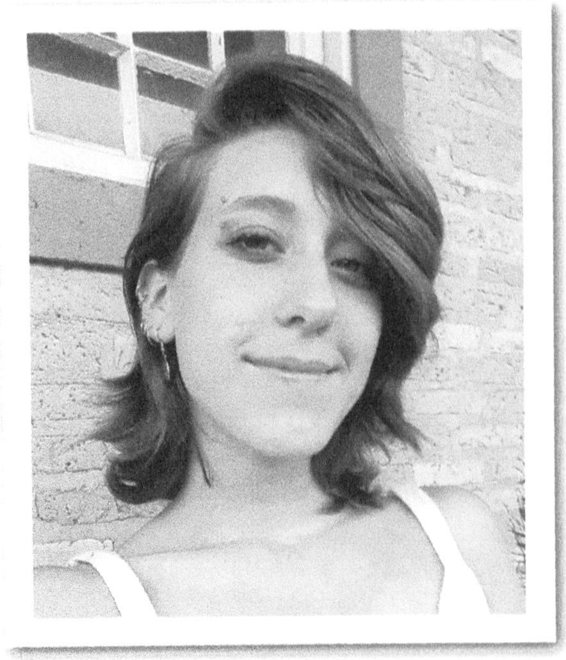

SOBRE A ILUSTRADORA

Bianca Lana é natural de Ribeirão Preto-SP. Atualmente cursa Artes Visuais na Universidade Federal de Uberlândia (UFU) e é artista independente: trabalha com ilustração e dá aulas de aquarela. Utiliza principalmente mídias tradicionais como guache, lápis de cor e a própria aquarela, sua principal ferramenta, para elucidar narrativas e criar mundos alternativos que encontramos em livros de contos de fadas.

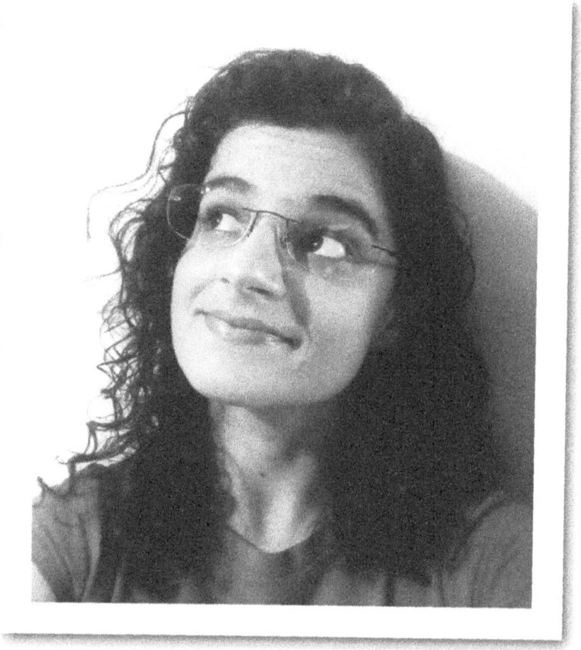

SOBRE A AUTORA

Denise Mazocco nasceu em Concórdia-SC e mora em Curitiba há doze anos. No trânsito por essas cidades, e para além delas, a curiosidade dela recai sobre palavras que o mundo solta por aí. Assim, os silêncios no caminho que, por ora, vai de graduações em História e Letras até o doutorado em Linguística, Denise preenche com literatura. A publicação de textos literários começou tímida, com o blog **prosadomingueira.wordpress.com**, em que publica contos e crônicas. Estreou na literatura infantil em 2019 com o livro *Primeiro Voo*.

LEIA TAMBÉM, DA EDITORA INVERSO

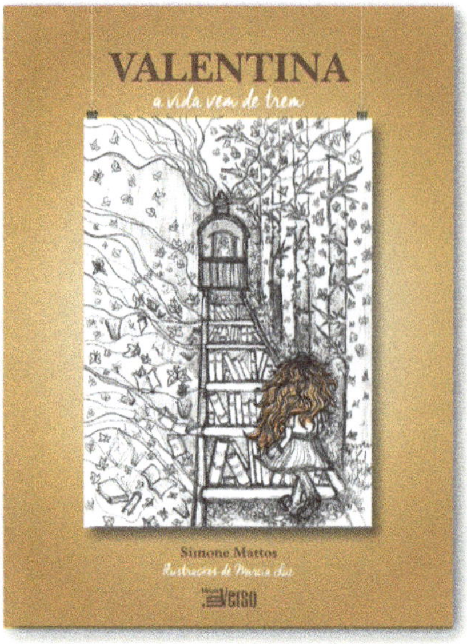

VALENTINA, A VIDA VEM DE TREM

A obra foi uma das dez finalistas no Prêmio Barco a Vapor 2017, promovido pela Edições SM. Aborda a história do jovem jornalista Justin dentro de um trem, a caminho da entrevista com um célebre escritor, vencedor do Prêmio Nobel de Literatura. Ansioso, ele recorda de um dia em sua infância, quando conheceu Valentina. Dia de muitos desencontros e importantes encontros — e aquelas lembranças interferem diretamente no que irá acontecer em sua vida.

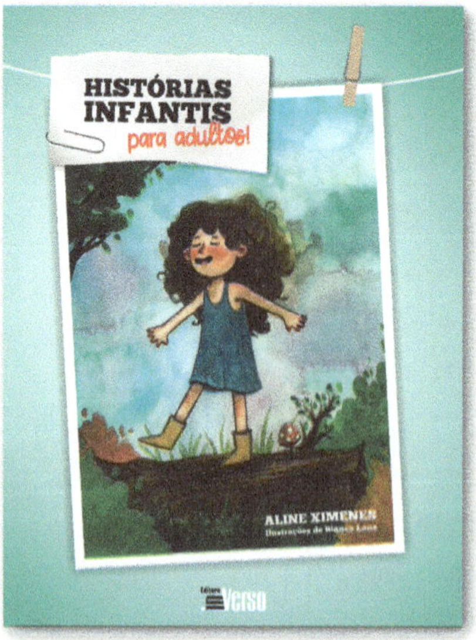

HISTÓRIAS INFANTIS PARA ADULTOS

Sabe quando sentimos aquela saudadezinha gostosa das épocas em que éramos crianças? Quando tudo era mais simples e a coisa mais chata que tínhamos que fazer era deitar parar dormir? Ah, só de pensar, mareia os olhos...

Com inspiração nas autoras aclamadas Ruth Rocha e Ana Maria Machado, a quem um dos tios da autora lhe apresentou, é com muito amor e carinho que este livro se propõe: uma literatura infantil para adultos. Permita-se trazer a criança que você foi para o hoje que você é, e junte-se com a autora em sua missão de fazer do mundo um lugar melhor!